AF509412

RECHERCHES EXPÉRIMENTALES

SUR

LA TRANSMISSION DU CHARBON

PAR LES MOUCHES

Lettres à M. le docteur T. Gallard

Médecin de l'hôpital de la Pitié

PAR

LE Dr RAIMBERT

Médecin des hospices de Châteaudun, etc.

Extrait de L'UNION MÉDICALE (Troisième série)

Année 1870

RECHERCHES EXPÉRIMENTALES

SUR

LA TRANSMISSION DU CHARBON

PAR LES MOUCHES

LETTRES A M. LE DOCTEUR T. GALLARD

Médecin de l'hôpital de la Pitié

Première Lettre

Châteaudun, 3 octobre 1869.

Monsieur et très-honoré confrère,

L'hygiène est une de vos études de prédilection, vos publications prouvent avec quel succès vous vous y livrez et combien toutes les questions qui s'y rattachent vous sont familières. La pustule maligne, qui passe aux yeux du plus grand nombre des médecins pour être transmise à l'homme par les animaux atteints de maladie charbonneuse, devait, à cause de cela même, fixer votre attention. Les travaux modernes se sont principalement occupés de la symptomatologie, du diagnostic, de l'anatomie pathologique et du traitement de cette affection ; l'étiologie a été plus négligée ; en hygiéniste, vous avez compris et exposé magistralement tout l'intérêt attaché à la recherche et à la détermination de son origine.

Dans un premier mémoire qui a eu un grand retentissement en 1864 (1) et a été l'objet d'un remarquable rapport de M. Gosselin à l'Académie de médecine, puis dans un deuxième publié dans

(1) Gallard. *La pustule maligne peut-elle se développer spontanément dans l'espèce humaine ?* *(Revue de médecine vétérinaire, 1864.)*

les *Annales d'hygiène* (1), vous avez cherché à démontrer que la pustule maligne peut naître spontanément. Pour cela vous avez dressé un siége en règle contre l'étiologie contagioniste, et, mettant tour à tour en usage une argumentation vive et serrée et une fine et mordante ironie, vous l'avez battue en brèche avec une vigueur extrême. Vous n'attaquez pas, il est vrai, le dogme fondamental de l'origine contagieuse du charbon chez l'homme, mais vous réclamez, au profit de la spontanéité, tous les cas de pustule maligne qui ne reconnaissent pas la contagion pour cause évidente, incontestable et en quelque sorte prise sur le fait. Vous considérez comme « d'un esprit chercheur et inventif, » comme un acte de pure imagination, la poursuite et la désignation des moyens auxquels on peut raisonnablement attribuer la transmission du virus charbonneux et la production de la pustule maligne, quand il était si facile et si simple de se borner à la seule observation qui conduit sans effort à la spontanéité. Certes, on a pu bien souvent dans cette recherche s'égarer et se fourvoyer, vous en citez d'ailleurs un exemple mémorable : la contagion par le gilet de flanelle ; mais permettez-moi une observation. Lorsque sur notre littoral apparaît une plante exotique appartenant à un continent plus ou moins éloigné, lorsque dans votre jardin, vos champs, vos prés ou vos bois, se montre une espèce végétale qui jusqu'alors leur a été complétement étrangère, et qu'elle n'existe ni dans le voisinage ni même dans la localité, pensez-vous que cette plante ou cette espèce végétale nouvelle a pris spontanément naissance sur nos côtes, dans votre jardin, vos champs, vos prés ou vos bois ? Non certes ; mais votre esprit « observateur » et en même temps « chercheur, » quoi que vous en puissiez prétendre, trouve bientôt dans les mouvements des eaux, dans les courants de l'atmosphère, dans les oiseaux ou les insectes, les agents du transport de la graine dont est sorti le végétal qui était inconnu à notre contrée, à votre propriété. Vous pouvez vous tromper sur celui d'entre eux qui l'y a apportée, mais vous ne vous trompez pas sur le fait même du transport et du dépôt. N'est-ce pas là ce que, dans le langage médical, nous appelons la contagion indirecte ?

Je ne puis donc vous concéder que toutes les fois que l'origine contagieuse de la pustule maligne n'est pas manifeste, incontestable, elle n'a pas existé ; mais je vous accorde parfaitement qu'il y a beaucoup à reviser dans l'étiologie de la pustule maligne, *charbonneuse*, entendons-nous, et ne prenons pas pour cette affection « ces maladies parfaitement inconnues » si vous voulez, mais qui n'en ont qu'une apparence symptomatique trompeuse. Avec M. Gosselin, faisons « des vœux pour que des expériences sérieuses soient entreprises sur les propriétés vénéneuses des peaux travaillées par les tanneurs et les mégissiers, des laines que manient les cardeurs de matelas, des crins qu'emploient les tapissiers ; » sur la virulence des produits, des sécrétions des animaux charbonneux. C'est dans le but de commencer cette révision que j'ai fait ces *Recherches sur la transmission du charbon par les mouches.*

Parmi les agents, en effet, auxquels on se plaît à accorder la faculté de transporter et d'inoculer le charbon, les mouches occupent le premier rang. En les voyant attaquer et harceler incessamment les animaux, cette opinion ou hypothèse était assez naturelle ; malheureusement, d'une part, les faits avec lesquels on a voulu l'établir ou la justifier sont loin d'être à l'abri de toute critique et, dans tous ou presque tous, on a confondu l'action du venin de

---

(1) Gallard. *Étude sur l'origine et la propagation des maladies charbonneuses dans l'espèce humaine,* 1867.

certaines mouches avec l'action du virus charbonneux; d'autre part, on n'a pas encore prouvé le transport du virus charbonneux par les mouches.

Je comprends donc votre scepticisme à l'égard du rôle qu'on leur attribue. Ce scepticisme est partagé par M. Méchinet, de Niort, qui, dans le passage que vous avez publié d'une lettre à vous adressée, a exposé les raisons anatomiques et physiologiques qui les empêchent de le remplir. Ce passage contient le programme des questions suivantes, que je me suis proposé de résoudre expérimentalement :

1° Les mouches qui piquent peuvent-elles inoculer le charbon ?

2° Les mouches ont-elles la faculté de transporter le virus charbonneux ?

3° Le virus charbonneux déposé sur l'épiderme peut-il pénétrer cette membrane et s'inoculer ?

L'examen de la première question fera l'objet de ma prochaine lettre.

Veuillez agréer, très-honoré et cher confrère, l'expression de mes sentiments les plus distingués.

Dr RAIMBERT.

P. S. Mon intention était de vous adresser ces recherches sans préambule, mais l'énergie avec laquelle vous avez attaqué l'opinion contagioniste m'a empêché de résister au désir de brûler une amorce en sa faveur.

Deuxième Lettre

Châteaudun, le 16 octobre 1869.

Monsieur et très-cher confrère,

Avant d'examiner l'une après l'autre les questions qui précèdent, je dois vous dire sur quels fondements j'ai établi les expériences à l'aide desquelles j'en ai cherché la solution.

Comme vous savez, la virulence du sang des animaux atteints de maladie charbonneuse, la propriété qu'il possède de donner naissance à la pustule maligne, a d'abord été constatée par l'observation ; l'expérimentation est venue ensuite, qui, pénétrant plus avant, a démontré que cette virulence ne s'éteint pas par une première transmission, qu'elle passe d'un animal à un autre de la même espèce, et même d'espèce différente ; mais le virus qui se transmet ainsi n'avait pu encore être observé directement ; le mode de réaction et les altérations que l'organisme subit à son contact étaient les seuls caractères par lesquels il se révélât, lorsque M. Davaine découvrit avec le microscope, dans le sang de tous les animaux atteints du sang de rate, maladie essentiellement charbonneuse, la présence de corpuscules filiformes immobiles qu'il appela Bactéridies, et prouva qu'ils se retrouvaient dans le sang de toutes les espèces animales auxquelles l'inoculation transmet le charbon. C'était, en quelque sorte, matérialiser et rendre saisissable le virus charbonneux, le constituer à l'état de graine ou plutôt de ferment qui, en se multipliant dans le sang, l'altérait d'une manière spéciale. La valeur de ces corpuscules, au point de vue de la détermination de la nature charbonneuse de la maladie, est actuellement l'objet d'une vive contestation ; mais l'issue de ce débat ne pouvant en rien influer sur le résultat de mes expériences, je poursuis.

Dans des recherches faites en commun avec ce savant observateur (1), et répétées depuis par chacun de nous (2), l'existence de ces corpuscules dans la sérosité et l'eschare de la pustule maligne a été mise hors de doute ; enfin, je les ai trouvés, l'année dernière, en grand nombre, dans la sérosité de l'œdème malin des paupières (3). Ces constatations, en établissant une corrélation évidente entre le sang de rate des animaux et la pustule maligne, conduisent forcément à considérer comme capables de produire cette affection les corps souillés de sang d'animaux morts du charbon et contenant des bactéridies. C'est en m'appuyant sur ce fait que j'ai essayé de déterminer par l'expérimentation la possibilité du transport du virus charbonneux et de son inoculation par les mouches.

(1) Davaine et Raimbert. *Sur la présence des Bactéridies dans la pustule maligne chez l'homme.* (Comptes rendus de l'Académie des sciences, 1864.)

(2) Davaine. *Recherches sur la nature et la constitution de la pustule maligne. (Ibidem, 1865.)* — Raimbert. *Nouvelles recherches sur la constitution et le diagnostic de la pustule maligne. (Bulletin de l'Académie de médecine, 1868.)*

(3) Raimbert. *Recherches sur la constitution et le diagnostic de l'œdème malin. (Gazette médicale de Paris, 1868.)*

I. *Les mouches qui piquent peuvent-elles inoculer le charbon ou pustule maligne?*

Les insectes auxquels on donne ordinairement le nom de mouches appartiennent à deux ordres différents : les Hyménoptères et les Diptères ; et les mouches qui piquent doivent être distinguées en celles qui sont armées d'un aiguillon, et celles dont les organes buccaux sont composés de soies ou d'un suçoir piquants. Les mouches de la première catégorie sont presque toutes des Hyménoptères ; leur aiguillon est une arme offensive et défensive qu'elles portent cachée dans la partie postérieure de leur abdomen, et à la base de laquelle sont des glandes venimeuses qui, comprimées au moment de la sortie de l'aiguillon, versent leur liqueur dans la blessure qu'il a faite. L'effet de l'insertion de ce venin est immédiat, souvent d'une grande intensité, et capable quelquefois de donner lieu à une gangrène locale. Cette gangrène et l'œdème qui l'accompagne ont souvent été pris pour une pustule maligne ; tels sont les cas où l'Abeille et la Guêpe ont été accusées de la produire ; du reste, je l'ai dit ailleurs (1), toutes les observations données comme des exemples d'inoculation du charbon par une piqûre de mouche sont fort incomplètes ; la lésion locale y est, en général, mal décrite ou n'y est pas décrite du tout, et le premier moment de sa manifestation n'y est pas indiqué. Or, pour séparer du charbon les gangrènes et les tuméfactions œdémateuses dues à cette cause, il importe de tenir compte de l'époque de l'apparition des phénomènes locaux après la piqûre : ils sont instantanés ou presque instantanés lorsqu'ils sont dus à l'insertion du venin de ces insectes ; ils ne se montrent qu'après une incubation plus ou moins prolongée à la suite de l'inoculation du virus charbonneux.

Les mouches de la deuxième catégorie, c'est-à-dire celles qui sont munies d'organes buccaux perforants, d'une trompe cornée ou de soies lamelliformes et dures, appartiennent à l'ordre des Diptères : l'Asile, le Taon, le Stomoxe, l'Anthomye en sont les principaux représentants.

Deux cas peuvent alors se présenter : dans le premier, ces insectes se nourrissent exclusivement du sang des animaux vivants, comme paraissent faire les taons ; dans le second, les mouches piquantes se nourrissent ou m'ont paru se nourrir aussi bien du sang des animaux morts que de celui des animaux vivants, comme le stomoxe. De là la nécessité d'expérimenter séparément sur ces deux espèces de mouches.

Expériences A. — Ces expériences, comme toutes celles que j'ai instituées avec des diptères, ont eu lieu sous une cloche de verre reposant sur une lame de même substance, et recouvrant un petit verre de montre dans lequel j'avais délayé du sang charbonneux desséché depuis plusieurs mois. Sous cette cloche, j'ai introduit des taons, et surtout des hématopotes ; ces insectes y voltigent en bourdonnant, heurtent le vase contenant le liquide virulent, y plongent quelquefois par accident l'extrémité de leurs pattes et de leurs ailes, ou même y tombent et n'en sortent plus ou ne s'en tirent qu'avec peine ; mais jamais je n'ai vu ces insectes absorber avec leur trompe le liquide sanguin contenu dans le verre de montre ; jamais je n'ai trouvé, dans leur tube digestif, de bactéridies provenant de ce liquide. Je ne sache pas, du reste, qu'on rencontre ces insectes dans les tanneries, les équarrissages, dans les lieux, en un mot, où existent des cadavres d'animaux morts ou leurs dépouilles. Ces espèces de mouches ne peuvent donc imprégner leurs organes buccaux du sang d'animaux morts ; le peuvent-elles faire du sang d'animaux vivants ?

(1) *Nouveau Dictionnaire de médecine et de chirurgie pratiques*, art. CHARBON.

La question est difficile à résoudre, soit par l'observation directe, soit expérimentalement. Pour cela, il faudrait un concours de conditions qu'il n'est pas toujours facile de rencontrer ou de réaliser. Il faudrait exposer l'animal malade aux attaques de ces mouches et les surprendre attachées à sa peau ou s'en emparer au moment où elles viennent de la quitter ; il faudrait encore, enfin, que la maladie fût arrivée à une période assez avancée pour que le sang de la périphérie du corps de l'animal, et surtout celui des capillaires, contînt des bactéridies en quantité assez considérable pour qu'il en restât d'adhérentes aux organes de succion de ces insectes. Or, d'après Davaine, les bactéridies commencent à se montrer dans le sang des animaux inoculés seulement de deux à cinq heures avant la mort, et, suivant Delafond, de une à cinq heures après la constatation des premiers symptômes objectifs de l'invasion charbonneuse, et ce n'est que peu d'instants avant la mort qu'on les aperçoit en quantité parfois considérable. Au reste, dans le cas où ces expériences réussiraient et où l'on pourrait constater avec le microscope la présence de bactéridies sur la trompe ou les soies piquantes de ces mouches, on ne devrait pas en inférer qu'elles sont habituellement des agents d'inoculation du virus charbonneux ; car, dans l'état de séquestration où sont ordinairement placés les animaux qu'elles attaquent, lorsqu'ils sont malades, il est difficile, sinon presque toujours impossible, qu'elles recueillent de leur sang.

Expériences B. — La solution du problème me semblait plus facile avec les mouches piquantes, qui me paraissaient vivre sur les cadavres d'animaux et sur leurs dépouilles, et en faire leur nourriture aussi bien que du sang d'animaux vivants, comme le stomoxe ; cependant, je dois le dire, les expériences que j'ai faites avec cet insecte n'ont pas été favorables à l'idée que je me suis formée de la manière dont il se nourrit. L'ayant, en effet, rencontré dans la *basserie* des tanneries, local situé sur le bord de l'eau, où s'exécute l'écharnage et le débourrage des peaux, et, sachant que les ouvriers tanneurs l'accusent de leur inoculer la pustule maligne, j'avais pensé qu'il vivait des sucs provenant des peaux, aussi bien que du sang des ouvriers ; mais ayant mis, à plusieurs reprises, des stomoxes en présence de sang charbonneux sous la cloche de verre, et les ayant observés longtemps avec beaucoup de soin, je ne les ai vus absorber, à aucun moment avec leur trompe, une seule goutte de ce liquide. Lorsque, dans leurs promenades ou dans leur vol, il leur arrivait de toucher les bords du verre de montre et la liqueur qu'il contenait, ils s'en éloignaient aussitôt ; enfin, ils n'ont pas cherché une seule fois à piquer un morceau de calepin que j'avais imbibé de cette liqueur.

Ces expériences, que je considère comme incomplètes, parce que je n'ai pu opérer sur des animaux vivants atteints de maladie charbonneuse, prouvent toutefois, ce me semble, que les mouches qui piquent avec leur trompe ou leurs soies ne peuvent être des agents d'inoculation du virus charbonneux, puisqu'elles s'abstiennent de toucher au sang qui ne circule plus dans les vaisseaux. Elles sont donc en concordance parfaite avec l'opinion que vous avez cherché à faire prévaloir ; il n'en est pas tout à fait de même de celles qui feront l'objet de ma prochaine lettre.

Agréez, Monsieur et cher confrère, l'expression de mes sentiments les plus distingués.

RAIMBERT.

Troisième Lettre

Châteaudun, le 25 octobre 1869.

Très-honoré et cher confrère,

J'aborde aujourd'hui la deuxième question dont la solution expérimentale me semble, jusqu'à un certain point, faire échec à votre argumentation.

II. *Les mouches peuvent-elles être des agents de transport du virus charbonneux?*

Expérience C. — Les expériences qui suivent ont été faites un grand nombre de fois avec la mouche domestique (*Musca domestica*) et la mouche bleue ou à viande (*Musca vomitoria*).

J'ai fait entrer sous la cloche de verre, ensemble ou séparément, une ou plusieurs de ces mouches. Aussitôt elles absorbent avidement avec leur trompe le contenu du verre de montre; elles y plongent en même temps leurs pattes, se promènent en différents sens sur la lame de verre et sur les parois de la cloche; elles y déposent le liquide dont leurs pattes sont souillées, ainsi que leurs excréments. On les voit, de temps en temps, nettoyer leur trompe avec leurs pattes de devant et celles-ci avec leur tête, et passer sur leurs ailes leurs pattes de derrière.

Une de ces mouches, deux heures après son introduction sous la cloche, en est retirée; son abdomen gonflé est rempli d'un fluide rougeâtre qui contient un grand nombre de bactéridies, de globules, de granulations et de corpuscules diversement configurés. La trompe de cette mouche, agitée entre deux lames de verre dans une petite goutte d'eau distillée, je constate la présence de bactéridies dans le liquide ambiant; je n'en rencontre aucune aux deux pattes de devant traitées de la même manière.

J'ai examiné aussi les différents organes de plusieurs autres mouches placées dans de semblables conditions, et toujours j'ai trouvé beaucoup de bactéridies dans leur tube digestif.

A la trompe, aux pattes, aux ailes, il en existe aussi une quantité plus ou moins notable, mais non d'une manière constante à chacun de ces organes. Elles sont tantôt groupées près des poils ou des épines dont ils sont hérissés, tantôt elles nagent, isolées ou réunies par une substance fibrino-albumineuse, dans le liquide qui les entoure.

Les excréments en contiennent aussi une quantité assez considérable mêlée à des corpuscules de formes diverses.

Expériences D. — Pour compléter les expériences qui précèdent, j'ai enlevé à deux mouches bleues, qui étaient restées de douze à vingt-quatre heures sous la cloche avec du sang charbonneux, leurs trompes, leurs ailes, leurs pattes de devant et de derrière, et j'ai inoculé : 1° à un cobaye une trompe, deux ailes et quatre pattes; 2° à un autre cobaye une aile et deux pattes; ces deux animaux sont morts au bout de soixante heures. Le sang de leur rate et de leur cœur contenait de nombreuses bactéridies.

Il résulte donc de toutes ces expériences que les diverses espèces de mouches qui vivent sur les cadavres d'animaux, telles que la mouche domestique, la mouche bleue, la mouche césar, la mouche carnassière, etc., ont la faculté de recueillir, avec leur trompe, leurs pattes et leurs ailes, le virus charbonneux, et même de « l'emmagasiner » dans leur abdomen pour le transporter et le déposer sur les parties découvertes du corps.

Mais il ne suffit pas que cette semence, ce ferment morbigène soit mis en contact avec la peau pour produire la pustule maligne ou l'œdème malin, il faut encore qu'il en traverse les diverses couches épidermiques et atteigne le derme. Je vais rechercher maintenant s'il le peut faire.

III. *Le virus charbonneux déposé sur l'épiderme peut-il traverser cette membrane?*

Vous savez qu'Enaux et Chaussier admettaient qu'il en est souvent ainsi ; cette manière de voir n'a, jusqu'à présent, rencontré que peu ou pas de contradicteurs, bien qu'on se soit parfois étonné de voir, dans un grand nombre de circonstances, le virus charbonneux, mis en contact avec l'épiderme, rester inoffensif. C'est que, en effet, les conditions qui empêchent, ralentissent, facilitent ou activent la pénétration de cette membrane, par les substances appliquées à sa surface, sont encore incomplétement connues. De là sont nés les assertions et les débats les plus contradictoires, malgré des recherches multipliées qu'aurait semblé devoir rendre inutiles la simplicité du problème à résoudre.

Au lieu de discuter ce point de physiologie et les expériences qu'il a suscitées, j'ai cru préférable d'en faire de nouvelles dans le but spécial d'éclairer cette question de la migration du virus charbonneux à travers les diverses couches de l'épiderme.

Il serait beaucoup trop long d'entrer dans les détails de ces expériences ; je me contenterai de les décrire d'une manière générale et sommaire.

Expériences E. — L'épiderme est composé de deux couches, une couche cornée ou externe, une couche muqueuse ou interne, qui se séparent facilement l'une de l'autre lorsque cette membrane a été soulevée par l'application d'un vésicatoire. J'ai mis ce fait à profit pour étudier la perméabilité de ces deux couches réunies ou séparées. Dans quelques expériences, je les ai employées fraîches ; mais, le plus souvent, elles avaient été préalablement desséchées et furent mouillées pour les ramollir au moment d'en faire usage.

Dans l'un, comme dans l'autre cas, j'étends, sur une des extrémités d'un tube ouvert par les deux bouts, un morceau de cette membrane, et je l'y fixe, soit avec un fil ciré et un enduit de cire fondue que j'applique jusque sur les bords du tube, soit, et le plus souvent, avec du collodion et une ligature recouverte de ce liquide adhésif.

Le tube ainsi préparé, j'y introduis du sang charbonneux délayé dans de l'eau distillée ; l'extrémité fermée du tube est ensuite plongée dans un verre de montre contenant un liquide dont je fais varier la nature, ainsi du reste que celle de celui dans lequel le sang est dilué. J'ai cherché d'abord dans sept expériences si les différentes couches de l'épiderme se laissent traverser par une dissolution, dans de l'eau distillée, d'une petite quantité de sucre et de carmin, de sel marin, enfin de teinture d'iode. Ces solutions étaient introduites dans le tube ; le verre de montre contenait de l'eau distillée pure ou avec addition de quelques grains d'amidon lorsque le liquide du tube était de l'eau iodée.

Voici le résultat que j'ai obtenu :

Le liquide du tube s'est manifesté dans le verre de montre après un espace de temps qui a varié de deux à vingt-quatre heures. Ce n'est qu'au bout de vingt-quatre heures que j'ai trouvé avec le microscope dans le liquide du verre de montre, des cellules épithéliales colorées par du carmin, tandis que le sucre avait traversé la membrane avec une grande rapidité. Le passage du sel marin, reconnaissable au précipité que fait naître l'azotate d'argent, avait été aussi rapide.

La couche muqueuse s'est laissé traverser beaucoup plus promptement que la couche cornée; celle-ci, cependant, appliquée fraîche une fois sur l'extrémité du tube, a permis de reconnaître, au bout de deux heures, l'action d'une solution faiblement iodurée sur l'amidon du liquide inférieur, tandis qu'une semblable solution ne s'est manifestée qu'au bout de six heures, en passant à travers les deux couches épidermiques.

La perméabilité de l'épiderme établie, je recommençai ces expériences avec du sang de même provenance que celui présenté aux mouches, délayé soit dans de l'eau distillée légèrement acidifiée, alcalisée ou enfin iodurée.

Quatorze expériences ont été faites dans ces conditions.

Dans l'une d'elles, le liquide du tube était alcalin, celui du verre de montre acide; le diaphragme était composé des deux couches épidermiques. Les liquides ne se mélangèrent pas, il ne passa pas de bactéridies.

Dans deux autres expériences, le sang avait été délayé seulement avec de l'eau distillée, la membrane appartenait à la couche muqueuse, et le verre de montre ne contenait aussi que de l'eau distillée. Au bout de vingt-quatre heures, je constatai la présence de quelques rares bactéridies dans ce dernier liquide.

Une expérience fut faite avec une membrane de la couche muqueuse, le liquide du tube étant acide et celui du verre de montre alcalin ; ce dernier devint acide, et il passa des bactéridies.

Dans six autres expériences, le diaphragme était formé une fois avec les deux couches épithéliales réunies, deux fois avec la couche cornée, et trois fois avec la couche muqueuse ; le liquide supérieur était acide, l'inférieur de l'eau distillée. Le liquide du tube passa dans celui du verre de montre avec une rapidité qui varia de deux à dix-huit heures. Chaque fois je constatai la présence d'un petit nombre de bactéridies dans l'eau du verre de montre.

Enfin, quatre expériences ont été faites, deux fois avec une membrane de couche cornée, et deux fois avec une membrane de couche muqueuse, de l'eau faiblement iodurée dans le tube et de l'eau distillée contenant un peu d'amidon dans le verre de montre. Celle-ci se colora dans l'espace de une à quatre heures, et deux fois je constatai la présence de bactéridies dans le liquide inférieur. Une fois elles manquaient (diaphragme de couche cornée), une fois leur présence était douteuse (diaphragme de couche muqueuse).

Dans toutes ces expériences, les bactéridies qui traversèrent les différentes couches d'épiderme étaient très-peu nombreuses, une goutte (1/10e de goutte) de liquide en contenait deux, trois ou quatre au plus, encore ne suis-je pas bien sûr de n'avoir pas vu et compté la même. Le plus souvent, ces bactéridies étaient courtes.

Il ressort de ces expériences que les deux couches qui composent l'épiderme peuvent se laisser traverser par des bactéridies, mais que la couche cornée leur livre plus lentement et plus rarement passage que la couche muqueuse.

Si cette migration est possible à travers les couches épidermiques séparées de la peau, à bien plus forte raison doit-elle se produire à travers l'épiderme attenant au derme vivant ; car, dans cette dernière circonstance, les conditions de pénétration sont beaucoup plus favorables que dans l'expérimentation. Bien que, en effet, cette membrane ne soit qu'une substance morte, surtout dans sa couche cornée, elle n'en est pas moins soumise à une rénovation incessante qui a lieu par l'addition de nouvelles cellules empruntées à la couche muqueuse. L'espèce de dégradation que cette addition est destinée à réparer ne se fait probablement pas sans fissures, sans ruptures dans les cellules qui composent la couche cornée ; de là, la possibilité de l'infiltration de ces cellules par les substances appliquées à leur surface. Il faut, sans doute, ajouter à cette cause de pénétration l'existence des conduits excréteurs appartenant aux glandes sudoripares et sébacées. Toujours ouverts, ils peuvent donner accès aux substances liquides, ou rendues plus ou moins liquides par leur mélange avec les produits des sécrétions de ces glandes, et permettre ainsi à ces substances d'atteindre les cellules de la couche muqueuse, qui sont si facilement perméables et constituent la surface interne des conduits excréteurs.

Conclusions. — Quoique ces expériences soient incomplètes pour le motif que je vous ai dit, je crois pouvoir en tirer les conclusions suivantes :

1° Des mouches qui piquent, celles dont les organes buccaux sont munis de soies ou d'une trompe piquante ne sont pas des agents d'inoculation du virus charbonneux. — Les mouches armées d'un aiguillon n'inoculent que le venin qui leur est propre ;

2° Les mouches qui se posent sur les cadavres des animaux morts du charbon ou sur leurs dépouilles et s'en nourrissent ont la faculté de transporter le virus charbonneux, et de le déposer sur la peau ;

3° Ce virus, déposé sur l'épiderme, peut en traverser les différentes couches.

Veuillez agréer, mon cher et très-honoré confrère, l'expression de mes sentiments les plus distingués et les plus dévoués.

RAIMBERT.

Châteaudun, le 31 octobre 1869.

Monsieur et très-honoré confrère,

J'ai entrepris mes expériences avec des mouches, sans parti pris, sans intention arrêtée de les déclarer capables de transmettre le virus charbonneux et de combattre les arguments que vous avez fait valoir contre elles. Je ne suis pas batailleur, et pour cause ; je ne cherche pas la guerre, mais la vérité, et j'ai demandé à des expériences ce qu'il en pouvait être de l'opinion des auteurs et de la vôtre : tel a été mon seul et unique but. J'avais, du reste, bien des raisons de croire qu'on avait beaucoup exagéré l'action des mouches, je l'ai dit dans mon article du Dictionnaire, et j'ai renouvelé mes réserves, à leur égard, dans ces *Recherches* ; j'aurais pu donner plus de développement à cette opinion, en citant des exemples dans lesquels on s'est évidemment mépris sur le résultat de leur piqûre ; mon dessein n'étant que de rendre compte d'expériences, je n'ai pas insisté. Ne l'aviez-vous pas fait suffisamment, d'ailleurs, et mieux que je ne l'aurais pu faire ?

Il m'est toutefois avis que, vous aussi, vous avez été trop loin dans la négation ; car, en accordant à ces insectes « la fatale mission de recueillir le virus et de le transporter à une certaine distance, » et en admettant que la pustule maligne *peut*, quelquefois, être inoculée par suite de la piqûre d'une mouche, vous semblez plutôt faire une concession à l'opinion générale qu'exprimer une foi sincère. (Votre 2e mémoire, *Etude*, etc., p. 16 et 17, autorise cette interprétation.)

Comme vous, j'ai cru à la possibilité de l'inoculation de la pustule maligne par des mouches piqueuses (l'asile, les taons, le stomoxe, mais non l'abeille et la guêpe), aujourd'hui mes expériences me portent à n'y plus croire et à ne pas accepter votre concession de la note de la page 25 de votre mémoire ; elles me paraissent démontrer, en outre, que celle que vous faites du bout des lèvres à la page 24 repose désormais sur un fait bien établi : l'imprégnation en quelque sorte des mouches communes, bleues, etc., par le virus charbonneux.

Maintenant, je me trouve de nouveau d'accord avec vous sur la distance à laquelle les mouches sont capables de transporter le virus charbonneux ; ce ne peut être que dans un rayon assez court. La longueur n'en peut être exactement déterminée. J'admets qu'elles peuvent être des agents de transmission dans l'enceinte d'une ferme, d'une tannerie, d'une boucherie et de leur voisinage, dans un espace de 2 à 500 mètres autour d'un endroit où on a dépouillé un mouton charbonneux ou déposé son cadavre non enfoui.

De plus il faut, pour que la transmission ait lieu, que le virus trouve un terrain préparé pour le recevoir et en favoriser le développement. Ce terrain c'est l'épiderme, et vous concevez, aussi bien que moi, dans quelles conditions il doit être pour que la pénétration du virus puisse s'effectuer.

La réunion de ces circonstances ou conditions favorables n'est pas de tous les instants ;

mais de ce qu'on peut dire que la pustule maligne n'est pas toujours, n'est pas souvent, est rarement même, si vous voulez, le résultat du transport, du dépôt du virus charbonneux par les mouches, peut-on contester l'un et l'autre et sa migration à travers l'épiderme ? Je dis non. C'est tout ce que mes expériences ont la prétention de démontrer. Pardon, je me répète sans doute, elles démontrent en outre que les mouches piqueuses ou piquantes, auxquelles on attribuait la possibilité de l'inoculation, doivent être exonérées de ce méfait, tandis que celles qui n'ont ni trompe, ni soies piquantes aux organes buccaux sont, au contraire, le plus à craindre, malgré leur apparence débonnaire.

Mais si, mon cher confrère, le champ de la contagion de la pustule maligne se trouve très-rétréci de ce côté, il ne s'ensuit pas que cette affection ne soit pas le résultat d'un contagium ; et, comme j'ai eu l'honnneur de vous le dire, dans ma première lettre, je crois, parce que vous ne connaissez pas la voie de transmission, vous n'êtes pas autorisé à dire que cette transmission n'a pas eu lieu, *lorsque la marche des phénomènes morbides indique que le mal a pénétré de dehors en dedans.*

On a pris pour des pustules malignes une foule d'affections à gangrène limitée de la peau, précédées ou accompagnées de phlyctènes ; je n'ai pas, plus qu'un autre, été exempt de cette erreur. Si, dans un grand nombre de cas, le diagnostic est facile, il n'est pas rare qu'il soit d'une difficulté extrême. Prenez alors un microscope et cherchez les bactéridies dans la sérosité des vésicules ; si vous en trouvez, l'origine et la nature du mal sont certaines, puisque le sang des animaux charbonneux contient une grande quantité de ces corpuscules. Si elles manquent, vous n'avez pas affaire à une pustule maligne *charbonneuse*, mais à une pustule maligne *pseudo-charbonneuse*, qui n'est très-souvent que le début d'un phlegmon diffus.

Je reste donc, quant à présent, *contagioniste* pour le charbon ou pustule maligne de l'homme, mais je suis *spontanéiste*, comme vous, pour le charbon des animaux, du moins dans le plus grand nombre des cas. Je suis encore à en chercher les causes certaines de développement ; les cultivateurs, les vétérinaires mêmes, ne sont pas plus avancés.

J'espère, mon cher et très-honoré confrère, que la conformité de nos opinions, à cet égard, ne contre-balancera pas l'influence de nos opinions contraires, qui doivent tendre à nous rapprocher et me sollicitent à vous serrer amicalement la main ; ce que je fais avec le plus grand plaisir, en vous priant d'agréer l'expression de mes sentiments les plus distingués et les plus dévoués.

RAIMBERT.

PARIS. — Typographie Félix Malteste et C^r, rue des Deux-Portes-Saint-Sauveur, 22.

www.ingramcontent.com/pod-product-compliance
Lightning Source LLC
LaVergne TN
LVHW011935170726
843501LV00011BA/4423